AF246156

ELIXIRS SALVIA.

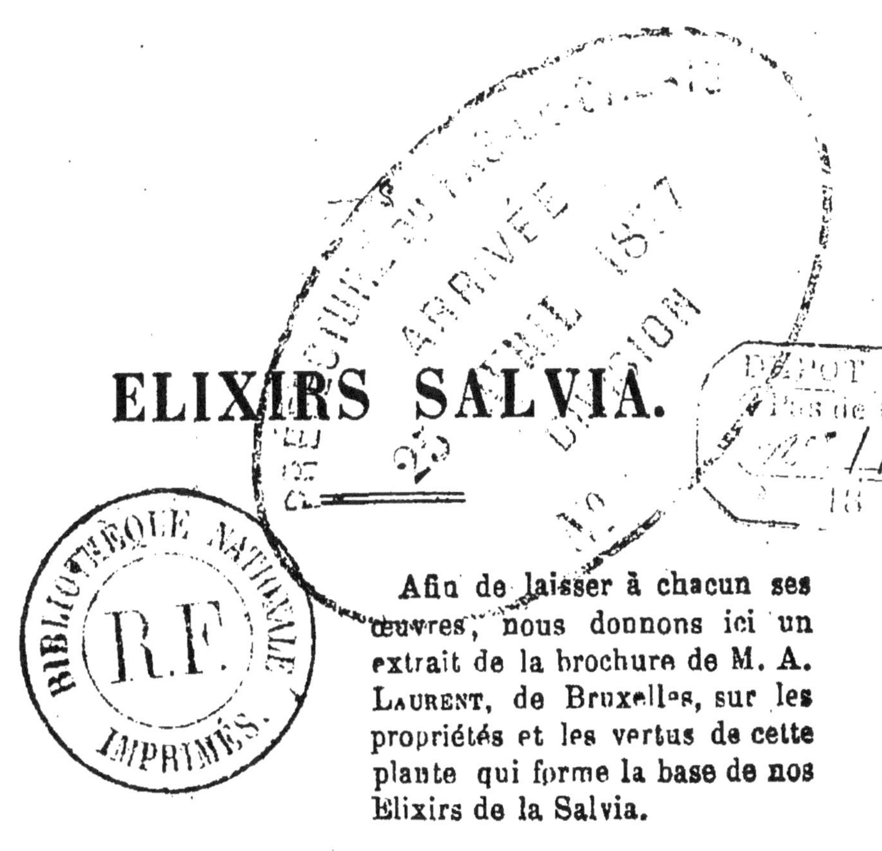

Afin de laisser à chacun ses œuvres, nous donnons ici un extrait de la brochure de M. A. LAURENT, de Bruxelles, sur les propriétés et les vertus de cette plante qui forme la base de nos Elixirs de la Salvia.

INTRODUCTION.

Cur moriatur homo cui Salvia crescit in horto?

L'homme qui possède la Salvia peut-il mourir?

Pensée exagérée sans doute mais justifiée par les nombreuses propriétés hygiéniques de cette plante destinée, quand elle sera plus connue et plus appréciée, à

BIBLIOTHÈQUE NATIONALE R.F. IMPRIMÉS.

devenir le remède souverain dans la plupart des affections qui accablent l'humanité.

DESCRIPTION BOTANIQUE.

« La Salvia (du latin *Salvator*, Sauveur) appartient à la famille des Labiées.

» Cette famille des Labiées comprend 127 genres et environ 2,350 espèces. Tous les thés, les aromates végétaux en font partie. Il y en a qui contiennent une substance analogue au camphre.

» Il y a douze tribus dans les Labiées : les Mélisses, les Salvias, les Sauges, les Menthes, les Aspics, les Tamarins et en font partie. Comme dans cet écrit nous nous occupons spécialement de la Salvia du Brabant, nous laissons de côté les autres classes, tribus et genres de la familles des Labiées pour ne parler exclusivement que de l'espèce qui nous intéresse.

» La Salvia du Brabant ne ressemble pas du tout à la Sauge officinale dont il est parlé dans les livres de science, mais elle était autrefois à Rome la panacée universelle. Aujourd'hui elle est inconnue en Afrique, en Amérique, nous ne l'avons pas même rencontré dans le Midi de la France.

» Théophraste, Hippocrate, Discoride, et bien d'autres, par le nom de Herba sancta dont ils la décorent, témoignent leur admiration pour cette Labiée qui pour eux était efficace contre presque tous les maux.

» Dans des temps plus récents, elle a encore été regandée par quelques médecins tels que Humault, Videl et Paullini, comme une espèce de panacée universelle.

» On a proposé de substituer la Salvia au thé, en Orient on la nomme le Thé des Grecs. Bœrhave et Valmont de Bomare affirment que les Chinois préfèrent la Salvia à leur thé et, qu'ils ne conçoivent pas que, possédant cette plante, les Européens viennent chercher leur thé, dont ils donnent volontiers deux caisses en échange d'une caisse de feuilles séchées de Salvia.

» Olivier nous apprend aussi que dans l'île de Scio on prépare, avec la Salvia, du miel et du sucre, des confitures fort agréables, réputées stomachiques.

» Les anciens regardaient la Salvia comme l'un des antispasmodiques les plus énergiques.

» C'est un stimulant qui excite l'action des nerfs par l'impression marquée qu'il exerce sur l'organe encéphalique ; aussi, la Salvia est-elle au nombre des plus puissants antispasmodiques chauds ; on la prescrit dans toutes les occasions où il faut fortifier, donner du ton, de l'activité, exciter les organes des fonctions affaiblies.

» On la prescrit comme stomachique, anti-catarrhale, contre le scorbut, l'infiltration cellulalaire, comme fébrifuge, etc.

» On en use en gargarismes dans l'angine muqueuse, des ulcères fongueux des gencives, en bains comme fortifiant dans l'affaissement musculaire, la cachexie, etc. On sait que la sauge est de la famille des Labiées ; elle est un diminutif de la Salvia et cependant on l'utilise souvent en pharmacie.

» On se sert de la Salvia en feuilles et en alcoolat contre les rhumatismes, on s'en sert aussi contre la goutte en évaporations alcooliques.

Culture de la Salvia.

» La Salvia se reproduit facilement mais ne se conserve l'hiver qu'en serre. Elle forme une plante saine. Son odeur est très-agréable et très-forte, surtout si l'on froisse les feuilles entre les doigts.

» Beaucoup de personnes qui par leur profession subissent des transitions de chaud et de froid doivent donc bien se pénétrer des grands mérites de cette plante et on ne saurait trop les engager à faire usage de ses produits dont les grandes vertus occasionnent des soulagements sensibles, allant presque toujours jusqu'à la guérison.

» Nous espérons qu'on voudra bien vérifier l'exactitude de nos affirmations, car bien des personnes, quand se présente un fait nouveau, le repoussent avec incrédulité en haussant les épaules, sans même approfondir ni contrôler son existence réelle.

Guérison par la Salvia.

» La Salvia, avons-nous dit, était du temps des Ro-

mains nommée la Panacée universelle. Elle peut encore
de nos jours invoquer le même titre. En effet, le rhumatismes, les névralgies, les brûlures, les inflamma-
tions, la goutte, la paralysie et autres affections ont été,
soit par l'aspiration de l'odeur de cette plante, soit par
une friction avec un alcoolat obtenu de ses feuilles, soit
par l'absorption des sucs de la Salvia, sous forme d'Elixir,
les unes radicalement guéries, les autres soulagées
d'une manière surprenante.

» Comme nous l'avons dit, notre mobile principal
est de rendre service à l'humanité. Nous n'avons au-
cun intérêt à la propagation de cette plante et de ses
produits. Nous rapporterions à l'appui de nos affirmations grand nombre de faits et d'exemples dont nous
avons été témoins oculaires ou qui nous ont été certifiés
par des personnes très honorables et absolument dignes
de foi, mais abrégeons.

» Lorsque, pour la première fois, nous révélâmes les
propriétés merveilleuses de la Salvia, tous les rhuma-
tisés et ceux atteints de brûlures ont voulu dire leur
mot. De ces lettres quelques-unes ricanent, beaucoup

d'autres respirent une foi aveugle et une reconnaissance folle.

» Il paraît que le rhumatisme fait aussi des siennes sous le beau ciel du Midi, car les premières lettres que nous avons reçues venaient de Montpellier, de Tours et de Constantine (Algérie) Plusieurs contenaient des feuilles et l'on nous demandait si c'était bien celles de la Salvia. — Non, avons-nous répondu en envoyant une véritable feuille Nulle part nous n'avons rencontré la Salvia du Brabant.

» Elle paraît être connue en Chine et au Brésil. Comme nous l'avons déjà dit, les Chinois préfèrent le thé de Salvia à celui qu'ils nous importent, et au Brésil, beaucoup de ces labiées servent à préparer des bains médicinaux dens des cas de douleurs rhumatismales.

» Mais pourquoi alors, direz-vous, cette plante n'est-elle pas plus répandue, plus connue, plus appréciée, plus ?...

» Médecine et mystère !

» Par quel effet mystérieux cette plante guérit-elle les affections rhumatismales ?

» Sont-ce les propriétés hygromètriques de feuilles ?

» Est-ce son caractère balsamique ?

» Est-ce son pouvoir absorbant des miasmes délé-
tères, producteurs des sensations particulières qui constituent les douleurs rhumatismales ?

» Est-ce ? mais le problème est grave et difficile et
nous laisserons volontiers y répondre un plus savant
que nous. M. Chatelain, chimiste à Paris, a entretenu
avec nous une correspondance sur les vertus de la Sil-
via ; il nous disait entr'autres :

» Vous ne vous figurez pas l'importance du service
» que vous avez rendu à l'humanité en patronnant
» cette labiée. Pour moi je puis dire que la Salvia a été
» ma providence, je n'ai pas ressenti un seul instant,
» pendant le long hiver de 1875-1876, la plus petite
» douleur rhumatismale et le plus petit lancement
» goutteux ; c'est cependant l'apanage ordinaire des
» vieilles personnes ; je n'en étais pas exempt, mais
» Dieu merci, avec la Salvia pour compagne je vivrai
» heureux puisque aucune infirmité ne vlendra plus
» troubler mes travaux et affaiblir mon énergie.»

» Qui refuserait de croire à la vertu de la Salvia ?

» Elle guérit sans provoquer de troubles, ni désordres dans l'organisme, et à ce seul point de vue déjà elle est préférable à l'électricité.

» Une friction faite avec un extrait de Salvia alcoolisée (alcoolat) guérit aussi en très peu de temps.

» Enfin la Salvia est appelée à un avenir brillant et nous nous faisons une gloire non de l'avoir découverte (puisqu'elle était connue des Romains et des Chinois), mais de l'avoir replacée dans le domaine public, d'où elle n'aurait jamais dû sortir. »

Elixirs de Salvia du Brabant

De MM. LAMART et CROISILE,

Distillateurs à Beaumetz-lez-Loges (Pas-de-Calais);

INVENTION BREVETÉE S. G. D. G.

» Les grands mérites de cette plante, rapportés et certifiés comme il est dit précédemment par des gens compétents, d'une honorabilité et d'une hounêteté parfaites, ne nous permettaient pas de rester indifférents. Nos habitudes de cultiver les plantes et de les travailler dans la fabrication des Liqueurs nous ont mis à même de composer les premiers en France et en Belgique des Elixirs et des Alcoolats de Salvia. Nous avons fait venir des plantes et notre culture aujourd'hui en possède des milliers.

» Nous avons pu, au moyen de la distillation et en traitant par l'Alcool, extraire de cette plante tous ses principes aromatiques et bienfaisants. Avec cet Alcoolat nous avons composé un Elixir que nous ayons soumis à l'appréciation de bons dégustateurs, qui, reconnaissant que nous étions parvenus à tirer toutes les vertus de cette plante, nous ont engagé à en composer une Liqueur excellente en même temps qu'hygiénique.

» Nos premiers essais ont donné un produit convenable, quoique faits dans des alambics, de petites dimensions où le goût de flegme ne pouvait être évité. Notre intention était de faire mieux encore, nous avons opéré par grande distillation au moyen de nos appareils à vapeur et nous avons obtenu des produits irréprochables.

Après ce résultat, nous avons dû rechercher les moyens de composer une liqueur de luxe, tout en lui laissant ses caractères principaux d'Hygiène qui en font le mérite.

« Le parfum de la Salvia, quoique capable de plaire

aux palais les plus délicats, ne suffisait pas seul ; nous avons voulu en faire une liqueur complète, pouvant lutter avec celles qui se trouvent le plus en vogue sans toutefois empêcher ses effets principaux de se produire dans leur entier. Nous avons réussi d'y joindre le parfum d'autres plantes hygiéniques en conservant comme dominant celui de la Salvia.

» Afin de plaire à tous les goûts nous avons composé trois Elixirs à la Salvia, différents en goût, couleur, degrès alcoolique et de sucre.

L'ELIXIR BLANC est le moins alcoolique — 34° — mais le plus sucré, les parfums qu'il contient sont extraits de plantes et graines des Indes, non encore employées en Europe dans la composition des Liqueurs. Le goût en est délicat et nouveau.

L'ELIXIR JAUNE contient comme parfums, ajoutés à la Salvia, les principes aromatiques les plus hygiéniques qui entrent dans la composition de la Liqueur dite Raspail. Il est moins sucré que le précédent, mais plus alcoolique — 43° —

L'ELIXIR VERT est le moins sucré et le plus alcoolique — 50° — Son parfum est celui de la Chartreuse.

La vente de ces Liqueurs se fait dans des flacons gracieux de la contenance de 1 litre, 1/2 litre, ou 1/4 de litre.

Alcoolat de Salvia.

On se sert très-efficacement de cet Alcoolat en Belgique comme frictions. Nous avons vu passer des migraines, des douleurs rhumatismales et névralgiques presqu'instantanément. Quelques gouttes d'Alcoolat, dans un verre d'eau sans addition de sucre, constituent une boisson rafraîchissante et salutaire.

3. — Arras. Imprimerie DE SÈDE ET Cᶜ.

www.ingramcontent.com/pod-product-compliance
Lightning Source LLC
LaVergne TN
LVHW051016060726
842524LV00007B/2652